AF454558

DE

L'INSPECTION SANITAIRE

DES

VIANDES DE BOUCHERIE

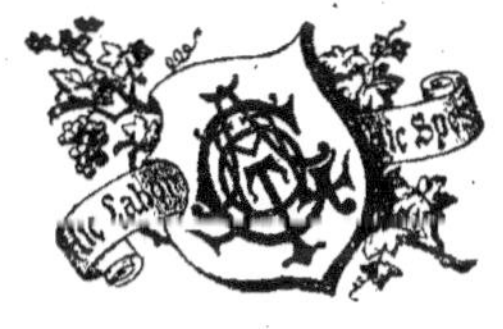

AUXERRE

IMPRIMERIE, LITHOGRAPHIE, LIBRAIRIE ALBERT GALLOT

47, rue de Paris, 47

—

1894

DE L'INSPECTION SANITAIRE

DES VIANDES DE BOUCHERIE

A propos de ma note du mois de mai 1892 sur la
« *Vache à Soldat* », notre très érudit et vénéré Secrétaire
général a bien voulu, au milieu de ses flatteurs éloges,
m'adresser une petite critique qui, du reste n'a rien de
personnel. Il a dit : « Mais si on inspecte rigoureusement
les viandes en ville, ce sont les campagnards qui la
consommeront. » C'est absolument vrai, et j'ai répondu
d'avance à cette objection dans un travail spécial que j'ai
communiqué à la Société centrale d'Agriculture de l'Yonne
et au Comice agricole d'Auxerre, dans leur séance commune du 21 août 1893. Aussi bien ce travail, relatif à
l'hygiène publique, aura-t-il quelqu'intérêt pour vous, et
j'ai pensé que la Société médicale de l'Yonne l'accueillerait
favorablement pour son Bulletin. Je viens donc vous en
donner communication aujourd'hui, pensant ainsi ré-
pondre aux justes réflexions de M. Ch. Duché :

Le Congrès, tenu à Paris à la fin du mois dernier, pour
l'étude de la tuberculose chez l'homme et chez les animaux, vient de donner un regain d'actualité à une question
qui est intimement liée aux intérêts agricoles et en particulier à ceux de la petite culture. C'est la question de

l'inspection des viandes de boucherie et de toutes les denrées alimentaires. Mais je ne m'occuperai ici que de l'inspection sanitaire des premières.

Si, depuis une douzaine d'années, les grandes villes d'abord — et Paris n'a pas été la première — puis les villes moins importantes ont organisé un service d'inspection des viandes et des denrées alimentaires fonctionnant bien, à la satisfaction des consommateurs d'une part, des bouchers et des marchands honnêtes d'autre part, cette inspection est loin d'être faite dans les communes rurales. Aujourd'hui, à peu près chaque commune rurale possède son boucher ayant lui-même, sa tuerie particulière non soumise au contrôle d'un inspecteur compétent. Il en résulte que les viandes, refusées dans les villes, refluent sur les campagnes où elles sont débitées ; comme si le consommateur rural n'avait pas droit à la même protection contre l'empoisonnement que le consommateur urbain. C'est avec raison que le Gouvernement belge a pu dire, dans l'exposé des motifs du projet de loi sur la falsification des denrées alimentaires, le 20 décembre 1888 : « L'aliment est pour nous une substance sacrée sur laquelle la fraude, de quelque nature qu'elle soit, ne peut pas spéculer ; il importe que la loyauté soit la première qualité de celui qui le vend. »

Cette déclaration n'indique-t-elle pas le devoir des pouvoirs publics à l'égard des consommateurs de toutes les catégories. Du reste le législateur, auteur de la loi du 21 juillet 1881, a bien compris son devoir dans la rédaction de l'art. 13, relatif à la vente des animaux atteints ou soupçonnés d'être atteints de maladies contagieuses. Toutefois, cet article est insuffisant et laisse une lacune qu'il ne serait pas bien difficile de combler.

En 1891, sur la proposition de M. Tirman, ancien gouverneur de l'Algérie, le conseil général des Ardennes a émis un vœu tendant à obtenir l'inspection des viandes, qu'il regardait comme une question d'intérêt général. Et l'auteur de la proposition s'exprimait ainsi : « Ce vœu a une réelle importance, car si le service d'inspection des viandes est convenablement organisé pour les villes, il n'en est pas de même pour les communes rurales, et il en résulte que les viandes malsaines, refusées dans les grands centres, refluent sur les campagnes au grand détriment de la santé publique. » M. Tirman aurait même pu ajouter que des animaux refusés aux abattoirs des villes dé-pourvues de barrières, sont tués dans la banlieue et introduits la nuit en fraude, donnant ce qu'on appelle cyniquement : « *la vache à soldat.* »

Cela est si vrai que, il y a moins de six mois, appelé à visiter une vache ostéomalacique, réduite au dernier degré de l'étisie, malsaine, impropre manifestement à l'alimentation, j'ai conseillé au propriétaire de sacrifier la bête à l'équarrisseur. Mais ce mauvais citoyen m'a répondu textuellement : « Je ne veux pas perdre ma vache, elle sera toujours bonne pour les soldats. »

Tout à l'heure j'examinerai l'inspection des viandes à un autre point de vue. Qu'il me soit d'abord permis de résumer les communications faites par les principaux orateurs qui ont traité cette question au Congrès de la tuberculose.

Un vétérinaire belge, M. Strubbe, montre que c'est à la campagne qu'on vend le plus d'animaux malades, notam-ment d'animaux tuberculeux. Il ajoute que les bouchers, qui vendent ces viandes, ne circulent que dans les com-munes où le service d'inspection ne fonctionne pas ; et cependant, il existe dans 2,996 communes de Belgique. Mais, dit-il, si les animaux sont saisis comme tuberculeux et impropres à l'alimentation, il faut indemniser le propriétaire.

Le principe de l'indemnité, en ce qui concerne les animaux tuberculeux, parait généralement admis. Mais il n'est pas encore posé comme un droit par la loi. Peut-être même est-ce le défaut d'indemnité dans tous les cas de maladies contagieuses qui fait que la loi sur la police sanitaire des animaux domestiques n'a pas encore rendu tous les services qu'on est en droit d'attendre de son exécution.

Un vétérinaire distingué de Luxembourg, M. Siegen, dit que dans son pays, l'Etat a généralisé l'inspection des viandes et ne l'a pas laissée à l'initiative des communes ; car ce dernier système fonctionnait mal. Le Grand-Duché de Luxembourg est divisé en circonscriptions qui sont toutes soumises à l'inspection d'un vétérinaire. L'indemnité payée à des inspecteurs est fournie par l'Etat ou par la commune.

M. Morot, vétérinaire municipal de la ville de Troyes, a eu souvent maille à partir avec les bouchers de bas étage. Il entre plus dans le vif de la question que les précédents orateurs. Il montre que jusqu'ici, en France, on a peu fait pour empêcher la vente des viandes malsaines ou contaminées. Les bouchers, selon lui, se divisent en deux catégories, ceux qui ne vendent que des viandes contaminées, ceux qui passent ces dernières à côté des viandes de bonne qualité. Souvent aussi les bouchers se débarrassent des viandes contaminées chez les charcutiers qui les transforment en pâtés dont on est loin de soupçonner la nature. Il est donc urgent, termine M. Morot, que toutes les viandes soient soumises à une inspection établie par une loi, et dont les détails seront déterminés par un règlement d'administration publique.

Si les assertions de M. Morot ne sont pas exagérées en ce qui concerne la ville de Troyes où, plus qu'ailleurs, en raison des grandes difficultés d'approvisionnement, on débite des viandes médiocres, on peut affirmer qu'il n'en est pas de même partout et qu'il est des bouchers consciencieux qui ne vendent jamais de viandes suspectes.

M. Rossignol, de Melun, a justement fait remarquer que la loi de 1881, très explicite, n'est pas appliquée dans beaucoup de communes, et particulièrement dans la banlieue de Paris. Il suffirait, dit-il, d'appliquer la loi et de généraliser les inspections. Mais il insiste sur la saisie des viandes provenant d'animaux tuberculeux avec indemnité aux propriétaires.

On ne peut partager le pessimisme de M. Rossignol en ce qui concerne les viandes tuberculeuses ; car il résulte des expériences mêmes de MM. Chauveau, Arloing et autres que pour transmettre la tuberculose, il faut des conditions spéciales, qui ne se rencontrent jamais dans la pratique. Et, d'ailleurs, M. Nocard, M. Strauss et autres ont démontré que le tubercule et son bacille ne se rencontrent jamais ou presque jamais dans la chaire musculaire. Mais, à moins d'une généralisation complète dans tout un organisme, on pourra et devra exercer des saisies partielles des animaux tuberculeux.

M. Roinard, de Neufchâtel-en-Bray, dit qu'il y a urgence de s'occuper de l'inspection normale des viandes ; qu'il faut appeler l'attention des pouvoirs publics sur deux mesures qui seraient très efficaces : l'inspection des tueries particulières, qui sont les plus dangereuses, et celle des clos d'équarrissage. Mais, dit-il, il ne suffit pas de faire de bonnes lois, il faut les appliquer. L'inspection des viandes se restreindrait et deviendrait moins coûteuse si on établissait celle des tueries particulières. La santé des ruraux est aussi intéressante que celle des citadins, et cependant on voit à la campagne vendre et consommer les viandes les plus malsaines.

C'est, en effet, dans les tueries, qui ne sont soumises à aucun contrôle, qu'on rencontrerait le plus sûrement des exemples de toutes les épizooties et de tous les contages transmissibles à l'homme. Les communes reculent devant les frais peu considérables d'une inspection, et cependant au moyen-âge, à Reims, on pendait haut et court tout individu convaincu d'avoir vendu des viandes contaminées. Chez nous, une lacune importante existe, alors qu'en une petite province de Roumanie cette inspection fonctionne parfaitement.

A l'appui de l'opinion de M. Roinard, relativement à la vente des viandes malsaines à la campagne, je puis citer un fait véritablement singulier où le boucher a été victime de son obligeance ou plutôt de son imprudence en abattant et en débitant une vache charbonneuse que le propriétaire a livrée, à vil prix, à la consommation. Une goutte de sang charbonneux tombe sur le front du pauvre boucher, il croit l'essuyer et sans doute il excorie la peau, quarante-huit heures après il succombait à la pustule maligne. Je pourrais citer d'autres faits de bouchers ayant sciemment débité des viandes charbonneuses et ayant été victimes, bien qu'ayant guéri, de leur mauvaise action.

M. Van Hertzen, le directeur des abattoirs de Bruxelles, a proposé au gouvernement belge un moyen économique d'organiser l'inspection. C'est d'obliger le cultivateur lui-même à demander l'estampille d'un vétérinaire. On n'a pas procédé de cette façon. Toutefois, en Belgique, l'Etat indemnise dans les cas de tuberculose.

M. le professeur Nocard, d'Alfort, constate que l'organisation de l'inspection en Belgique a été jusqu'ici considérée avec raison comme un modèle. Selon lui, tout animal destiné à la boucherie devrait être examiné avant et après l'abattage. Il faudrait, pour qu'on pût imposer l'inspection des tueries et abattoirs publics ou privés, que les communes fussent autorisées à percevoir une taxe sur l'inspection des bêtes mortes comme sur celle des bêtes vivantes.

De toutes les discussions savantes et pratiques du Congrès de la tuberculose est résultée l'émission d'un vœu tendant à l'inspection généralisée des abattoirs et tueries et de tous les marchés de comestibles, avec droit de pénétrer dans les magasins particuliers où se fait la vente de ces produits. Malheureusement, comme la plupart des vœux, celui du Congrès de la Tuberculose sera sans doute longtemps encore platonique. Et cependant, dans le département de la Marne, après avoir consulté tous les vétérinaires de son département qui, dans la circonstance, ont fait preuve d'un grand désintéressement, d'un réel dévouement à la santé et à l'hygiène publiques, le Préfet a pris un arrêté, dont l'article 9 est à retenir : « Aucune viande fraîche ne pourra être colportée ou mise en vente dans toute l'étendue du territoire de la commune, si elle n'est revêtue de l'estampille du vétérinaire-inspecteur, ou de celle d'un abattoir ou d'une tuerie régulièrement autorisée et surveillée, ou si elle n'est accompagnée du certificat du vétérinaire-inspecteur ou d'un vétérinaire attestant qu'elle est bonne à la consommation. Ce certificat ne devra pas avoir plus de trois jours de date et contenir des indications suffisamment précises pour éviter les substitutions. »

Une loi nouvelle ne serait donc pas nécessaire pour organiser l'inspection des viandes à la campagne. L'article 90 du règlement d'administration publique sur la police sanitaire des animaux, du 22 juin 1882, arme suffisamment les administrations départementales et communales. Il est toutefois bien regrettable que, dans les communes rurales de quelque importance, il existe des rivalités politiques ou des influences électorales trop souvent hélas ! favorables au boucher. Et celui-ci met en mouvement tous ses amis pour que l'inspection n'existe pas, invoquant le fallacieux prétexte des économies. Il est vrai que c'est la santé de ses concitoyens qui est en jeu. Mais peu lui chaut, ses petites affaires iront bien.

Toutes les considérations d'hygiène, de salubrité, de santé suffisent à justifier la création de services d'inspection des viandes dans les communes rurales. Mais il est une autre considération sérieuse, toute dans l'intérêt du cultivateur-propriétaire de bétail.

Si, en effet, le cultivateur est consommateur, il est surtout producteur de viande : vache ou bœuf, veau, mouton, cochon. Et c'est souvent dans ses produits mêmes que le cultivateur est exploité par des bouchers de mauvaise foi. En 1869, alors que j'exerçais la médecine vétérinaire dans le département de l'Aube, j'ai été témoin d'un fait inouï de mauvaise fois de la part d'un boucher : une vache de quatre ans, en excellent état de santé et d'embonpoint, reçoit un coup de corne, dans un espace intercostal gauche, qui déchire sur une longueur de vingt centimètres les muscles intercostaux et la plèvre, sans léser sensiblement la peau. Aussitôt le poumon fait hernie entre les côtes et détermine une tumeur considérable. Consulté, je donne l'avis sage de vendre au boucher, étant donnée la qualité de la bête qui valait, au bas mot, en raison de cette qualité, de son âge et de son poids, 350 à 400 francs. Le boucher appelé a, sans vergogne, offert 70 francs. S'il y avait eu, dans cette localité, un inspecteur, il eût estampillé la

viande qui aurait pu être vendue n'importe où à sa valeur
réelle, et le malheureux propriétaire n'aurait pas perdu
plus de deux cent cinquante francs.

M. A. André, vétérinaire à Charleroi, a parfaitement
démontré que l'inspection généralisée donnerait une plus-
value aux viandes provenant d'animaux abattus à la suite
d'accidents. « Ces viandes, dit-il, ne sont pas toujours
infailliblement insalubres, fréquemment même, elles sont
de bonne qualité et peuvent être débitées et consommées
comme saine et loyale marchandise. Or, certains trafi-
quants intéressés, en colportant de faux bruits, en tenant
des insinuations malveillantes, enfin par tous les moyens,
provoquent la répugnance des habitants de la commune.
Ils forcent ainsi le propriétaire à céder à vil prix cette
viande qu'ils achètent directement ou par l'intermédiaire
d'un compère, et vont revendre au cours du jour dans les
villages voisins et parfois dans la localité même. Si la sur-
veillance sanitaire était officiellement établie, en cas d'ac-
cident, la chair étant dangereuse à consommer, la peau et
le suif enlevés, le cadavre irait au clos d'équarrissage, et
le détenteur en retirerait autant que de ces rôdeurs inter-
lopes. Si, au contraire, la viande est reconnue saine et
propre à la consommation, munie de l'estampille régle-
mentaire, elle pourrait être vendue dans la commune ou
dans la ville prochaine, pour un prix se rapprochant de la
valeur normale. »

Surenchérissant sur les considérations de M. A. André,
le vaillant inspecteur des abattoirs de Troyes, M. Morot,
ajoute : « Les commerçants honnêtes ne sont pas sans
souffrir eux-mêmes du défaut d'inspection sanitaire, car le
plus souvent le public, attiré par le bon marché et trompé
par les boniments les plus éhontés, ne fait pas de
différence entre les viandes saines des bons bouchers et
les mauvaises viandes de leurs concurrents déloyaux. »

Je ne crois pas que l'on puisse affirmer que tous les bons bouchers se soumettraient avec plaisir à toutes les rigueurs de l'inspection. Il est, en effet, des mesures sanitaires que les commerçants désirent ; mais il en est d'autres dont ils ne sont pas partisans, jugeant ces mesures contraires à leurs intérêts, ou les appréciant avec une bonne foi entière, mais peu éclairée. C'est ainsi que j'ai entendu un bon boucher de Troyes, avec la famille duquel je suis lié depuis trente ans, me tenir ce propos : « Nous ne nous plaindrions pas de M. Morot s'il se contentait d'examiner la viande comme tout le monde. Mais, quand il a un doute, il se sert du microscope et nous fait attendre l'estampille. »

Selon M. Morot, les résistances des bouchers sont dues à divers motifs qu'il développe avec une grande compétence, et en homme bien sûr de ce qu'il avance : « Ces bouchers, même les plus habiles, n'ont en matière d'inspection que des connaissances assez limitées et parfois teintées d'archaïsme, dont se ressentent forcément leurs déductions, souvent opposées aux décisions scientifiquement raisonnées du vétérinaire-inspecteur. De plus, ils tâchent, comme tous les commerçants en général, d'être en perte le moins possible. Si les animaux qu'ils ont achetés comme bons, présentent à l'autopsie des lésions imprévues, ce qui est loin d'être rare, ils essaient — sauf dans les cas ne souffrant aucune discussion — de plaider ou de faire plaider les circonstances atténuantes, pour sauver lesdits animaux de la saisie totale ou partielle. Il ne faut pas oublier non plus qu'il y a des bouchers faisant leur commerce en partie double, c'est-à-dire qui jouissent de la réputation méritée de ne vendre que de la bonne viande à leur étal, mais qui ont ce qu'ils appellent des *services* (gargotes, pensions, casernes, bureaux de bienfaisance, hospices, etc.), pour débiter de mauvaises bêtes de boucherie achetées à vil prix, ou qui revendent celles-ci à des *mercandiers*. Il y a une vingtaine d'années, le maire d'une ville de garnison faisait savoir à un de ces bouchers *cumulards* que la rumeur publique l'accusait de débiter des animaux de basse qualité. « Monsieur le maire n'a « rien à craindre pour les habitants de la ville, répliqua le « boucher sans se déconcerter, je ne tue ces bêtes que « pour la troupe. » Et ce cynique personnage faisait comme il le disait, pensant sans doute que les soldats n'étaient pas du monde comme ses concitoyens.

Je pourrais citer des faits identiques beaucoup plus récents que celui qu'a rappelé M. Morot.

L'inspection de la boucherie urbaine et rurale est donc devenue plus nécessaire que jamais. Et il est temps, me semble-t-il, que les Pouvoirs publics et le Parlement s'occupent de cette question *vitale*. Le producteur, comme le consommateur, n'a qu'à gagner à cette inspection scientifique. Certainement, il sera indispensable d'éloigner, de ce service hygiénique, les empiriques, anciens bouchers ou tous autres n'ayant pas acquis des connaissances spéciales pour cette fonction. Dans une série d'articles sur la matière, que j'ai publiés de 1871 à 1875, dans l'*Avenir républicain*, de Troyes, j'ai toujours professé cette opinion sur la nécessité de la valeur scientifique des inspecteurs de boucherie. Gamgee, d'Edimbourg, a toujours partagé cet avis, en faisant remarquer que des excès de sévérité, préjudiciables aux intérêts des propriétaires d'animaux, peuvent aussi résulter de l'insuffisance des vérificateurs empiriques. Il est même arrivé à ceux-ci de confondre des affections bénignes avec des maladies graves, et d'opérer en conséquence des saisies totales, là où des saisies partielles auraient suffi.

En résumé, l'agriculture et, en particulier le petit cultivateur propriétaire d'animaux de boucherie, n'a qu'à gagner à l'inspection sanitaire des viandes. Le consommateur ne peut s'en plaindre. Mais il faut que ce service soit confié à des hommes d'une compétence absolue justifiée par un examen spécial ou même par un concours. « Chacun son métier, les vaches seront bien gardées. »

Si les questions, que je viens de traiter peuvent être intéressantes pour des agriculteurs, j'estime qu'elles peuvent attirer l'attention des médecins qui ne dédaignent jamais les questions d'hygiène.

Après cette communication, la Société d'Agriculture de l'Yonne et le Comice Agricole d'Auxerre, ont bien voulu émettre un vœu tendant à la généralisation de l'inspection sanitaire des viandes à la ville et à la campagne.

Sur ma proposition, le Conseil d'arrondissement d'Auxerre, dans sa séance du 27 septembre, a émis le même vœu.

Je viens proposer à votre compagnie de vouloir bien l'émettre aussi.

Ce n'est en effet pas du jour au lendemain que sont réalisés les progrès. Mais avec le temps, et surtout avec de l'insistance, les pouvoirs publics finissent toujours par donner les réformes utiles.

La Brosse, le 20 Novembre 1893.

ÉMILE THIERRY

Vétérinaire.

Auxerre. — Imprimerie Albert GALLOT, rue de Paris, 47. — 1-95.